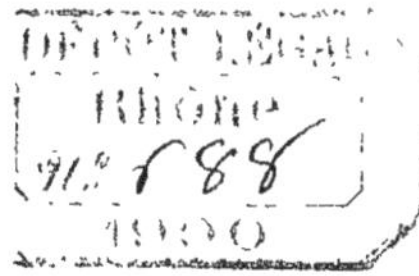

Docteur Henry VENNAT

# Paralysie radiale

Consécutive aux

# Fractures de l'Humérus

# chez l'enfant

LYON. — IMP. A. REY

DE LA

# PARALYSIE RADIALE

## Consécutive aux Fractures de l'Humérus

## CHEZ L'ENFANT

DE LA

# PARALYSIE RADIALE

## CONSÉCUTIVE AUX FRACTURES DE L'HUMÉRUS

## CHEZ L'ENFANT

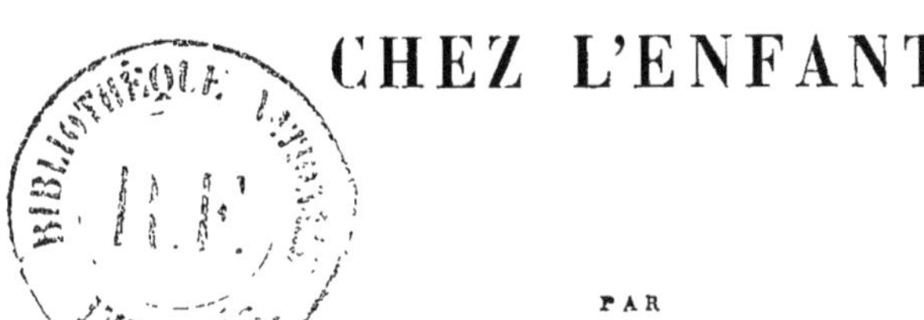


PAR

Le Docteur Henry VENNAT

LYON

A. REY, IMPRIMEUR-EDITEUR DE L'UNIVERSITE

4, RUE GENTIL, 4

1900

A LA MÉMOIRE DE MON PÈRE

A MA MÈRE

A MA FAMILLE

A MES AMIS

A M. LE DOCTEUR GANGOLPHE

Chirurgien major de l'Hôtel-Dieu,
Professeur agrégé à la Faculté.

A M. LE PROFESSEUR MAYET

Chevalier de la Légion d'honneur,
Professeur de Pathologie et de Thérapeutique générales.

**Mon Président de Thèse.**

*En quittant Lyon, nous ne voulons nous souvenir que des bons moments que nous y avons passés.*

*Nous devons à l'accueil vraiment paternel de* M. Durand *d'avoir eu constamment, si loin de chez nous, l'illusion d'une famille nôtre. Pendant trois années, nous avons trouvé, près de lui et des siens, l'oubli de rancœurs et d'ennuis de toutes sortes. Ils nous excuseront, sans doute, d'avoir abusé de leur hospitalité : ils nous l'avaient faite trop douce. Qu'ils nous permettent de les assurer ici de notre affectueuse reconnaissance.*

*Merci à ceux de nos maîtres civils et militaires qui ont bien voulu s'occuper de nous.*

*Particulièrement, merci à M. le médecin-major* Pécheux *qui, en maintes circonstances, nous aida de ses bons conseils.*

*Nous avons eu ce bonheur de pouvoir compter, dans les heures noires, sur de bonnes et solides amitiés. Nous gardons la ferme espérance qu'elles dureront par delà l'École ; de tout cœur nous nous y efforcerons.*

*Pendant deux semestres, nous avons suivi, au lit du malade, les savantes leçons de M. le professeur agrégé* Gangolphe, *chirurgien-major de l'Hôtel-Dieu.*

*C'est à lui que nous devons le sujet de ce travail. Et nous accomplissons un très agréable devoir en lui exprimant notre vive reconnaissance.*

*M. le professeur* MAYET *nous fait le grand honneur de présider notre thèse. Nous le prions de vouloir bien accepter l'hommage de notre respectueuse gratitude.*

H. V.

Lyon, le 3 décembre 1900.

# CONTRIBUTION A L'ÉTUDE

DE LA

# PARALYSIE RADIALE

## Consécutive aux Fractures de l'Humérus

## CHEZ L'ENFANT

---

## INTRODUCTION

---

### HISTORIQUE

Les complications nerveuses des fractures sont bien connues depuis déjà un demi-siècle. Le premier travail qui ait fait date en la matière est l'article de M. le professeur Ollier dans la *Gazette médicale de Lyon* en 1863 : il y publiait la première opération faite pour ces paralysies, suites de fractures ; c'était chez un adulte.

Son élève Reuillet[1] résume les expériences entreprises sur le chat à ce sujet, et donne les quelques rares observations qu'il avait pu recueillir.

En 1875, Pasturaud pouvait déjà citer trente-neuf cas de paralysies après fractures.

[1] Th. Paris, 1869.

Depuis, vinrent les travaux d'Avezou[1], de Mondan[2], de Boularan[3], de Frère[4].

Si bien que ce dernier, en résumant les observations de ses devanciers et les siennes, croyait pouvoir opposer une très nette dénégation à la phrase que Malgaigne écrivait en 1838[5] :

« Autant qu'il m'est permis de l'affirmer d'après les faits venus à ma connaissance, la lésion des troncs nerveux est extrêmement rare dans les fractures. »

Nous fûmes amené par les conseils de M. le professeur Gangolphe, chirurgien-major de l'Hôtel-Dieu, à nous occuper de ces paralysies après fractures, **spécialement chez les enfants**, où elles semblaient exceptionnelles. Déjà, lorsque ce chirurgien avait communiqué à la Société de chirurgie l'observation que nous reproduisons plus loin (obs. XIII), ses collègues avaient reconnu l'extrême rareté des faits analogues.

C'était bien fait pour nous tenter.

Comme il fallait nous limiter, nous ne parlerons dans les pages qui suivent que de la seule *paralysie du radial*. Aussi bien — comme l'enlacement si intime de ce nerf autour de l'humérus et la fréquence des fractures de celui-ci le font prévoir *a priori* — nous envisageons ainsi l'immense majorité de ces paralysies après fractures.

[1] Th. Paris, 1879.
[2] *Revue de chirurgie*, 1884, p. 196.
[3] Th. Paris, 1884.
[4] Th. Paris, 1897.
[5] *Traité d'anatomie chirurgicale.*

Nous avons commencé nos recherches, avouons-le, sans autre but que celui de faire une statistique critique de ces complications nerveuses chez les enfants..... *ut aliquid fecisse videamur*, disait-on jadis franchement. Mais en cherchant le pourquoi, chez eux, de la rareté de ces faits et de leurs particularités anatomiques, nous avons trouvé quelques considérations anatomo-pathologiques, pathogéniques et thérapeutiques intéressantes, croyons-nous, à faire ressortir. Dès lors, ce nous fut un vrai plaisir de fouiller une bibliographie relativement considérable, pour réunir les observations qui s'y trouvaient éparses, les classer, les analyser et en tirer les conclusions cliniques qu'elles renferment.

Notre route était plantée de quelques rares, mais précieux jalons.

C'est d'abord la consciencieuse thèse de Reuillet en 1869, où nous avons relevé trois cas, dont le premier en date, observé en 1868 par M. le professeur Ollier.

Puis les communications d'Erichsen[1], de Vogt[2], etc.; l'observation si complète de M. le professeur Gangolphe[3], et la longue discussion à laquelle elle donna lieu.

Enfin, la thèse de Mouchet[4] et son travail de l'an dernier en collaboration avec M. le professeur Broca[5].

[1] The Lancet, 1er juillet 1871.

[2] *Deutsche Zeitschrift für Chirurgie*, 1873.

[3] *Bulletin de la Société de chirurgie de Lyon*, 1897-98, p. 27.

[4] Th. Paris, 1898-99.

[5] *Revue de chirurgie*, 1899.

Voici le plan que nous suivrons dans ce travail :

Dans un premier chapitre, nous énumérerons les *treize seules observations* que nous avons trouvées.

Dans le chapitre II, nous en résumerons l'anatomie pathologique en faisant ressortir les caractères particuliers de ces lésions nerveuses chez l'enfant.

Après avoir rappelé brièvement les symptômes relevés dans nos observations (chapitre III), nous en établirons la pathogénie. Nous dirons quelques mots du diagnostic et du pronostic de ces paralysies, pour nous arrêter plus longtemps sur leur traitement (chapitre IV), en cherchant à nettement préciser les indications opératoires.

## CHAPITRE PREMIER

### OBSERVATIONS ET CRITIQUE

Nous énumérerons dans ce chapitre les observations que nous avons trouvées, très rares dans toute notre bibliographie, et nous les donnerons en détail, encore que ce soit un peu long : cela nous évitera de nous répéter par la suite, quand nous parlerons de la symptomatologie et de l'anatomie pathologique.

Comme limite d'âge, puisque nous parlons seulement des enfants, nous prendrons *douze ans* : c'est peut-être une limite arbitraire, mais qu'il est nécessaire de fixer.

Suivent trois cas que nous avons relevés dans la thèse de Reuillet. La paralysie radiale n'y est pas pure. De plus, l'observation des troubles intéressant les divers territoires nerveux est très incomplète. Seulement nous devions, pour être consciencieux, citer tous les faits se rattachant par quelques points à notre sujet.

### OBSERVATION I

*Fracture de l'humérus au tiers supérieur, à cinq ans. Paralysie consécutive complète du bras, incomplète de l'avant-bras. Pas d'intervention, état stationnaire* (th. Reuillet, p. 40).

J. J..., à l'âge de cinq ans, chute de son lit. Fracture de

l'humérus gauche et paralysie du membre supérieur. Depuis ce temps et malgré les soins prodigués, il n'a pu voir revenir les mouvements du bras paralysé, mais il pouvait se servir en partie de l'avant-bras. Jamais, depuis l'accident, il n'a éprouvé de douleurs.

Voici son état, vingt-trois ans après son accident. (Examen de M. le professeur Ollier à la salle Saint-Sacerdos où le malade était entré pour chute sur l'épaule.)

Atrophie considérable de l'épaule gauche et du bras; l'avant-bras est beaucoup moins émacié. Circonférence du bras au niveau de la partie antérieure de l'aisselle :

A droite . . . . . . . . . . . 270
A gauche . . . . . . . . . . . 165

Au niveau de l'épitrochlée :

A droite . . . . . . . . . . . 260
A gauche . . . . . . . . . . . 210

Le grand pectoral, le grand dorsal, les sus- et sous-épineux sont également atrophiés. A l'exploration électrique, les muscles du bras, le grand pectoral, les muscles de l'épaule, sauf le deltoïde, ne donnent aucun signe de contraction. Le deltoïde est excitable dans sa moitié externe, laquelle se contracte faiblement. La volonté agit plus puissamment que l'électricité, et, quand on a repoussé la tête humérale contre la voûte acromiale, le bras peut être légèrement porté en avant.

L'avant-bras et la main ont les mouvements de flexion assez prononcés, plus faibles qu'à l'état normal, surtout au niveau de la sphère d'action du cubital. L'exploration électrique détermine la contraction des différents muscles fléchisseurs; elle détermine à peine et par intervalles quelques contractions fibrillaires à la région dorsale. Les mouvements volontaires sont très peu marqués, mais existent.

La sensibilité est incomparablement plus faible dans tout le membre supérieur gauche; on l'a trouvée cependant partout. Ce membre est plus froid et, au dire du malade, quand il s'y fait une blessure, celle-ci est toujours beaucoup plus longue à guérir que du côté opposé. Le pouls est plus faible.

Tous les os de ce côté sont moins développés en longueur et en épaisseur. L'humérus offre un angle saillant au niveau du siège de la fracture. Cet angle est à 7 centimètres de la voûte acromiale.

L'observation qui suit est encore plus typique. On y voit toutes les graves conséquences qui peuvent résulter de la paralysie d'un membre à un âge où la croissance est en pleine évolution.

## OBSERVATION II

*Fracture de l'humérus à la partie moyenne, survenue à l'âge de six ans. Paralysie plus ou moins rapidement complète de tout le membre supérieur. Inflammation violente au niveau de la fracture : lésions multiples dues à la paralysie et à la névrite consécutives. — Mort à trente-cinq ans d'une pneumonie. — Autopsie* (th. Reuillet, Paris, 1869, p. 55).

Dans le service du professeur Bondet, en mai 1868 où ce malade était entré pour la pneumonie qui devait l'emporter, on remarqua que le bras droit était singulièrement plus petit que celui du côté opposé : saillies musculaires effacées, absence complète de sensibilité et de mouvement.

Le malade racontait qu'à l'âge de six ans, il reçut un vigoureux coup de pierre qui vint frapper la partie antérieure et supérieure du bras, fit une plaie aux parties molles et fractura l'humérus.

Inflammation consécutive et suppuration. S'il faut l'en croire, immédiatement après la fracture, paralysie complète de la sensibilité et de la motité. Comme il avait six ans à cette époque, il se pourrait peut-être que la paralysie n'eût pas été d'emblée complète, qu'elle le fût devenue plus ou moins rapidement plus tard.

Quoi qu'il en soit, lorsque cet enfant devint berger, l'insensibilité était telle qu'en marchant à travers les forêts et les rocs, le bras pendant se balançant le long du tronc, il ne faisait nulle attention à lui, et souvent s'asseyait sur la main sans y prendre garde. Aussi cette main était-elle à chaque instant contusionnée et déchirée. De ces lésions perpétuelles résultaient des plaies interminables, des inflammations qui persistaient à chaque fois un très long temps ; elles ont donné à cette main un aspect très singulier. Elle est beaucoup plus petite que la gauche, d'une teinte cyanique. Les doigts très courts ont les extrémités amincies et ne portent pas d'ongles pour la plupart. A deux seulement, on en trouve des rudiments représentés par de petites masses irrégulières, cornées, qui au bout d'un certain temps, dans l'alcool, se sont détachées comme des cors dans un bain, en laissant à leur place une petite cavité peu profonde.

Dans tout le membre supérieur droit : sécheresse très marquée de la peau. Température beaucoup plus basse qu'au membre supérieur gauche. Tous les mouvements communiqués dans tous les sens étaient possibles : ni raideur, ni crépitation. Les muscles de l'épaule sont complètement paralysés.

A l'autopsie, on trouve :

Le point de l'humérus où s'est faite la fracture est à 6 centimètres du sommet de la tête. L'os fait à ce niveau un angle saillant en avant.

La main mesure du sommet du condyle articulaire à l'extrémité du plus long des doigts .

A droite . . . . . 140 millimètres
A gauche . . . . . 260 —

Les pièces anatomiques sont encore au musée de M. Ollier.

Il est incompréhensible que, dans cette autopsie où se trouve notée à 1 millimètre près la longueur des mains, on ait oublié ce qu'il y avait de plus important : l'examen de l'état des nerfs au niveau de la fracture.

De plus, la paralysie a intéressé ici le plexus brachial et non pas seulement le nerf radial, lequel semble avoir été peu lésé. Aussi bien cette observation a sa place ici, surtout pour montrer les conséquences graves que peut entraîner une paralysie après fracture non ou mal soignée.

## OBSERVATION III

*Luxation du coude. — Fracture de l'épicondyle à six ans. — Paralysie du radial auriculaire. — Pas d'intervention. — Traitement électrique. — Guérison.* (Reuillet, th. Paris, 1869.)

Aug. M..., âgé de six ans entre à l'hôpital Sainte-Eugénie, salle Napoléon, le 22 janvier 1860, quatre heures après être tombé d'une voiture à bras sur le pavé. Le coude est énormément tuméfié ; large ecchymose à sa face antérieure ; l'olécrâne fait en arrière une saillie considérable et est remontée au-dessus de l'épitrochlée. — En appuyant avec le doigt au niveau de l'épicondyle, nous percevons une crépitation osseuse qui nous fait diagnostiquer sa fracture.

Le lendemain matin 23, on réduit la luxation ; on met l'avant-bras à moitié fléchi dans une écharpe et on le fixe au tronc. Après cinq jours, l'avant-bras est simplement placé sur un cous sin avec compresses d'arnica.

Deux jours après l'entrée, on s'est aperçu qu'il y avait paralysie du radial : sensibilité cutanée disparue à la partie externe de l'avant-bras et de la main ; poignet et doigts dans la demi-flexion, mais le malade ne peut les fléchir complètement, et il lui est impossible de saisir les objets qu'on lui présente. Il ne peut non plus étendre la main ni les doigts.

Soumis au traitement électrique seul, on voit survenir rapidement une amélioration, puis la guérison.

Voilà donc un succès sans intervention chirurgicale. Pourquoi faut-il que, dans cette observation comme dans les deux précédentes que nous fournit Reuillet, il y ait de regrettables lacunes ?

Nous sommes à nous demander ici si nous n'avons pas affaire à une de ces contusions nerveuses par les os luxés, qui se voient encore fréquemment et que quelques jours de massages suffisent à faire disparaître. Celui-là même qui la cite n'ose pas y voir une lésion due certainement à la fracture.

Nous la reproduisons pour être aussi complet que possible.

## OBSERVATION IV

*Fracture supracondylienne de l'humérus à huit ans. — Paralysie radiale tardive. — Réaction partielle de dégénérescence. — Traitement électrique simple. — Guérison.* (Broca et Mouchet ; *loc. cit.*, p. 722.)

M. B..., huit ans, a le pied pris dans une chaise au moment où elle se lève pour courir après une amie et tombe sur le coude droit, le 15 juillet 1892.

Elle est amenée quelques heures après à l'hôpital Trousseau, où l'interne de garde l'admet à la salle Giraldès. Le lendemain matin on constate l'existence d'une fracture supracondylienne.

Le collègue qui avait vu la malade la veille, avait diagnostiqué luxation des deux os de l'avant-bras en arrière et avait réduit cette luxation. En voyant la malade après lui, nous constatons que la prétendue luxation s'est reproduite et qu'il s'agit d'une fracture supracondylienne.

Le même jour, sous l'anesthésie au bromure-d'éthyle, nous appliquons une gouttière plâtrée postérieure sur le coude en extension ; nous constatons la difficulté extrême de la réduction ; le déplacement des os de l'avant-bras tend sans cesse à se reproduire.

26 juillet. — On retire le plâtre. La fracture semble incomplètement consolidée ; mobilité latérale du coude assez prononcée. Bandage ouaté et attelles en zinc en flexion à 70 degrés.

30 juillet. — Appareil enlevé. Le fragment diaphysaire fait en avant une saillie assez considérable.

Dans les premiers jours d'août, on note l'apparition d'une paralysie radiale complète.

Atrophie des muscles voisins du coude.

Voici la note que le Dr Huet, de la Salpêtrière, a bien voulu nous remettre sur l'examen électrique du membre.

Il existe une légère diminution de l'excitabilité faradique et galvanique, sans modifications qualitatives, pour le nerf médian et le nerf cubital, et pour les muscles auxquels se distribuent ces nerfs. Il en en de même pour le triceps, le biceps et le deltoïde, qui présentent un degré assez accusé d'atrophie (atrophie réflexe).

Dans le nerf radial et tous les muscles qu'il innerve à l'avant bras, il existe une réaction de dégénérescence assez prononcée ; aucune contraction par l'excitation faradique du nerf et des muscles à 65 millimètres d'écartement des bobines. (A gauche : contraction de 110 à 105 millimètres d'écartement.)

Aucune contraction par l'excitation galvanique du nerf avec 6 milliampères. Contractions par l'excitation des muscles de 4 à 5 milliampères, mais les contractions obtenues sont lentes et N F c = P F c.

La sensibilité est conservée dans tout le domaine du radial.

Électrisation trois fois par semaine à la Salpêtrière, à partir de sept heures, par les courants galvaniques.

17 septembre. — Le Dr Huet nous remet la note suivante ;

M. B... est en voie d'amélioration ; quelques mouvements reparaissent dans le domaine du nerf radial, qui se réparera peut-être sans opération.

22 septembre. — L'enfant commence à relever le poignet et à étendre un peu les premières phalanges.

10 octobre. — Sa paralysie radiale commence à s'améliorer. La flexion du coude reste limitée à 85 degrés. L'extension est à 140 degrés, la pronation et la supination sont normales.

29 novembre. — Les mouvements du coude ont gagné ; ils s'étendent de 70 à 170 degrés, mais le mouvement de flexion ne peut certainement plus gagner, car le coroné est arrêté par le cal osseux du fragment diaphysaire.

Les muscles du bras ont repris leur volume normal.

19 novembre. — Amélioration progressive de la paralysie.

21 février 1898. — Les mouvements sont revenus dans le territoire du radial.

17 juin. — Guérison peut être considérée comme définitive.

Cette observation nous paraît absolument intéressante : l'*apparition tardive* de la paralysie est à relever.

Enfin, nous avons là un examen vraiment scientifique et complet, sur lequel nous pourrons nous baser pour édifier nos conclusions.

Pour l'instant, contentons-nous de souligner qu'on n'a jamais obtenu ici qu'une *réaction partielle de dégénérescence*.

## OBSERVATION V

*Fracture supracondylienne gauche à neuf ans. — Paralysie radiale tardive. — Réaction partielle de dégénérescence. — Traitement électrique. — Guérison.* (Broca et Mouchet, *loc. cit.*, p. 725.)

L. A..., neuf ans, est tombé le 21 avril 1897, d'une poutre

à plus de 1 mètre de hauteur sur le sol d'un grenier. Le coude gauche étendu a porté, par la face postérieure, sur une saillie de bois. Relevé, l'enfant a senti une vive douleur dans le coude qui a enflé presque aussitôt. Un quart d'heure après l'accident, on applique un pansement ouaté et une écharpe.

L'enfant nous est amené, le 26 août, à l'hôpital Trousseau, où nous constatons les signes classiques de la fracture supracondylienne, confirmés ensuite par la radiographie.

7 septembre. — On élève la gouttière. Paralysie radiale gauche, motrice seulement ; il n'existe pas de troubles de la sensibilité dans le domaine du nerf.

Voici la note que M. le Dr Huet a bien voulu nous remettre à ce sujet :

8 septembre. — L'excitabilité faradique du nerf radial nulle avec des courants assez forts. De même pour les muscles qu'il innerve (sauf le long abducteur du pouce). Réaction partielle de dégénérescence.

Le Dr Huet traite l'enfant par des courants galvaniques, trois fois par semaine.

17 septembre. — Amélioration rapide. Atrophie musculaire assez considérable.

18 octobre. — La paralysie radiale est complètement guérie. Les mouvements spontanés du coude sont très restreints.

Cette observation est, on le voit, calquée sur la précédente, qu'elle corrobore en tout.

## OBSERVATION VI

Ici le chirurgien songe à une intervention. Mais bien qu'il ait le précédent de l'opération d'Ollier sur un adulte pour le même cas (1863), il ne pense pas à s'attaquer au nerf malade, et c'est une simple thérapeutique palliative qu'il propose, sa ténotomie ne pouvant, quoi qu'il en dise, aspirer à guérir la paralysie elle-même. Or, pour ce résultat orthopédique, des appareils simples existent et bien suffisants, sans recourir au bistouri [1].

*Fracture de l'épiphyse inférieure de l'humérus, fillette 7 ans. Paralysie de la branche postérieure du radial. Contracture des fléchisseurs. Pas d'intervention. État stationnaire.* (Erichsen, *The Lancet,* 1er juillet 1871.)

Miss M. , âgée de sept ans, fut envoyée au professeur Erichsen par M. Heath. En juin 1870, en jouant au croquet, elle était tombée sur un arceau sur la partie inférieure de l'humérus droit, qui fut fracturé. Ses amis pensèrent tout d'abord à une luxation, et un jeune homme, non médecin, qui se trouvait là exerça de fortes tractions pendant un moment pour la réduire. N'obtenant aucun résultat, elle fut amenée à un docteur. On lui appliqua une attelle durant sept semaines. Cette attelle allait jusqu'à l'extrémité des doigts, les maintenant étendus. Quand on l'enleva, ces doigts se fléchirent immédiatement et restèrent fléchis. Elle pouvait, de cette main, faire du crochet et même écrire quoique mal ; aussi avait-elle appris à écrire de la main gauche. La chute du poignet était très marquée ; l'extension était toutefois possible ; la supination était très imparfaite ; les doigts étaient comme recroquevillés dans la paume de la main. Le poignet fléchi, les deux dernières phalanges pouvaient être étendues, quoique imparfaitement, par la malade ; mais quand le poignet était redressé l'extension des doigts était impossible, passive ou active. Dans l'extension forcée des doigts et du poignet, il n'y a pas de tension de l'aponévrose palmaire, mais une forte tension des flé-

[1] Voir en particulier, au chapitre *Traitement*, l'appareil de M. le professeur agrégé Gangolphe.

chisseurs. La main est congestionnée et froide (congested and cold). Le bras nettement plus petit que l'autre. La température de la paume droite ne fait pas bouger l'index du thermomètre, elle est donc au-dessous de 29°4; la main gauche donne 34°2. Sensibilité conservée du côté droit.

Le siège de la fracture ou de la disjonction épiphysaire est marqué par des irrégularités de l'extrémité inférieure du condyle externe.

19 décembre. — Application d'une attelle spéciale avec pièce mobile.

4 janvier 1871. — Electrisation quotidienne.

Les extenseurs ne donnent à ce moment qu'une contraction imperceptible.

9 janvier. — Le traitement électrique donne un accroissement de la contractilité des extenseurs.

23 janvier. — Les doigts ont été mâchurés par la pression de l'instrument, surtout l'annulaire et le petit doigt.

Dans l'extension des doigts, qui est seulement possible quand le poignet est fléchi, ceux-ci s'écartent involontairement en éventail, par suite de l'action des interosseux dorsaux. La principale résistance à l'extension est due à la contraction des fléchisseurs.

Erichsen proposa de les sectionner par la voie sous-cutanée. Les amis de l'enfant refusèrent et la retirèrent de l'hôpital.

La contracture des fléchisseurs était apparemment due à la perte de l'action des muscles antagonistes. La paralysie était plus marquée du côté de la face radiale de l'avant-bras, les muscles à cet endroit étaient nettement atrophiés.

« Je regrette que les amis de l'enfant aient refusé la ténotomie que je leur proposais et qui offrait de bonnes chances de guérison. »

L'abaissement de la température dans la main malade était très marquée, même au simple palper. Ce qui ne laisse pas que de paraître bizarre, puisque la branche postérieure du radial, qui était paralysée, ne se distribue pas directement à la main et que les autres nerfs de la main, le cubital, le médian et la branche cutanée étaient intacts ; à preuve, l'état normal des muscles interosseux et de la sensibilité de la peau.

Dans les observations qui suivent, pour diverses raisons, on a été amené à intervenir. Nous donnerons ces observations telles qu'elles, nous réservant d'y revenir plus tard pour en tirer les déductions que nous croirons logiques.

## OBSERVATION VII

*Fracture esquilleuse de l'humérus à cinq ans. Paralysie du radial, qui était sectionné. Opération. Guérison.* (Sick et Sünger, *Archiv für clinische Chirurgie*, LIV, p. 271.)

Enfant de cinq ans qui présente une paralysie du radial après une fracture esquilleuse du corps de l'humérus. Après la guérison de la fracture on se décida à une intervention. Le foyer fut mis à nu et on remarqua que le nerf était coupé. De plus, les deux segments étaient recroquevillés et distants, de telle sorte qu'on ne put les réunir. On greffa un lambeau du nerf médian sur le bout périphérique du radial et la paralysie disparut, petit à petit, au bout de cinq mois.

Pourquoi les auteurs ne nous disent-ils pas les raisons qui les ont décidés à intervenir ?

Malgré tout, cette observation ainsi que les deux qui suivent et que nous allons résumer, sont des plus intéressantes à retenir pour les indications thérapeutiques que nous donnerons dans un autre chapitre.

## OBSERVATION VIII (résumée).

*Fracture de l'extrémité inférieure de l'humérus à dix ans. Paralysie motrice du radial qui était sectionné. Opération. Guérison.* (Claus, *Centralblatt für Chirurgie*, 1893.)

Le jeune Bruno L .., âgé de dix ans, se fait une fracture de l'extrémité inférieure de l'humérus par extension, le 20 juin dernier. Quant on lui sort l'appareil le 12 juillet, on reconnaît une paralysie motrice du radial. La sensibilité est conservée. On pose le diagnostic de fracture supracondylienne avec enclavement consécutif du nerf dans le cal.

On fait l'opération, et on se trouve en présence d'une section complète du radial due au fragment supérieur taillé en biseau. On avive les deux bouts du nerf et on les suture.

Deux mois aprés, guérison.

## OBSERVATION IX (résumée).

*Fracture de l'humérus à cinq ans. — Paralysie radiale consécutive. — Section nerveuse. — Opération. — Guérison.* (Finotti. *Wiener medizinische Woschenschrift*, 1893).

2 novembre 1891.— Le jeune Franz R...,âgé de cinq ans, entre à l'hôpital pour paralysie de l'avant-bras, consécutive à une fracture de l'humérus, datant de six semaines et qui avait été soignée par un médecin appelé aussitôt. On hésita entre les diagnostics de section du nerf ou de compression dans un cal. Vu l'absence de douleur, on se décida pour celui de section nerveuse.

Effectivement, on trouva le nerf coupé. Les deux fragments étaient séparés par un cal volumineux, qu'on fut amené à ruginer. Après quoi, on réunit les deux bouts du nerf. Six mois après l'enfant se servait de son bras comme avant l'accident.

## OBSERVATION X

*Fracture du col chirurgical de l'humérus à onze ans. — Pseudarthrose consécutive. — Paralysie sensitivo-motrice de l'avant-bras et de la main. — Libération du plexus brachial* (Vogt, *Deutsche Zeitschrift für Chirurgie,* 1873, t. VII, p. 144).

Enfant de onze ans. Fracture du col chirurgical de l'humérus le 22 février 1893. Le 9 avril elle était encore mobile, avec un cal volumineux. Paralysie sensitive et motrice de toute la main et de l'avant-bras. Plus de réaction électrique. Le 10 avril, au cours de l'opération faite pour la pseudarthrose, on trouve que les nerfs étaient situés au-dessous du col chirurgical et présentaient avec la pseudarthrose les rapports suivants : au milieu du plexus était un fragment pointu, oblique, séparé de l'os, de 3 cm 50 de longueur sur 1 centimètre de hauteur. Des deux côtés du sommet de cette pointe, le plexus brachial était entouré par du périoste considérablement épaissi, de telle sorte que la libération des nerfs nécessita beaucoup de circonspection et se fit aux dépens du périoste.

Le traitement électrique institué à la suite de cette opération amena une amélioration progressive, qui malheureusement ne fut pas complète par suite de la « stupide indolence des parents ».

Notons que c'est au cours d'une opération pour pseudarthrose que Vogt a été amené à libérer les nerfs lésés, et ce n'est pas de parti pris qu'il est allé à leur recherche. Nous croyons de plus que son opération a péché par manque de respect envers le périoste, ce qui lui a valu un demi-succès, probablement par récidive partielle de la paralysie sous la compression des bourgeons fibreux qu'avait formés la plaie périostique.

Trélat, dans un cas analogue, fut plus soigneux. D'ailleurs son opération visait directement un dégagement nerveux à faire. Il fut récompensé par un beau succès.

### OBSERVATION XI

*Fracture de l'humérus sus-condylienne à huit ans. — Paralysie des extenseurs. — Opération. — Guérison.* — (Trélat, *Association fr. pour l'avancement des sciences. Session de Lille*, 1874.)

Ch. Théodule, âgé de huit ans, s'est fracturé le bras dans une chute, le 27 avril 1873. Fracture de l'extrémité inférieure de l'humérus droit. On plaça le membre dans un appareil inamovible pendant cinq semaines. Au bout de ce temps la fracture était consolidée, mais on s'aperçut que le poignet ne pouvait plus s'étendre et que les mouvements du coude étaient difficiles et douloureux. Ce dernier accident fut combattu avec succès par l'exercice et les bains, mais alors seulement on s'aperçut de la paralysie des extenseurs.

Le cal était volumineux, difforme par chevauchement des fragments. Quand on explorait cette fracture, au moment où le doigt touchait la saillie inféro-externe du fragment supérieur, juste au-dessus et en avant de l'épicondyle, le petit malade accusait subitement une vive douleur qui ne se produisait que dans ce point précis. Or, ce point correspondait exactement à celui où le nerf radial sortant de la gouttière de torsion, contourne le bord externe de l'humérus. Cette douleur est trop vive pour être causée par l'irritation d'une pointe osseuse sur les téguments, elle est due bien évidemment à une compression considérable de toute la région externe de l'avant-bras jusqu'à la main : cette hyperesthésie est provoquée par le moindre attouchement et est toute superficielle.

La sensibilité faible est intacte, l'avant-bras droit est très atrophié, mais cette diminution de volume ne peut être due à l'immobilité de cinq semaines : on pense qu'elle vient plutôt d'un trouble trophique qui a porté sur les muscles.

Trélat conclut à la compression du radial par la saillie du fragment supérieur, et il se décide à intervenir.

La recherche du radial fut longue et minutieuse, au milieu d'un tissu cellulaire épaissi, presque fibreux, d'une coloration blanc grisâtre.

On trouva renfermé dans son épaisseur, sur la saillie du fragment supérieur de l'humérus, un cordon nerveux qui s'étalait sous la forme d'un ganglion ou plutôt d'une sorte de plexus nerveux fortement uni par du tissu cellulaire. On avait sous les yeux la branche antérieure ou cutanée du radial. Elle fut disséquée et dégagée, puis on réséqua la partie angulaire du fragment.

Depuis, le malade n'a plus éprouvé de douleur dans son membre malade. Sa paralysie a résisté plus d'une année à l'électricité et, au moment de cette publication, il n'a pas encore recouvré complètement les mouvements de son poignet.

Nous avons cherché des renseignements sur les suites éloignées de cette opération. Voilà ce que disait Boularan sur ce malade [1], quelques années plus tard.

Les mouvements d'extension revinrent peu à peu, tant et si bien, que trois ans après l'enfant avait un prix de gymnastique.

Nous donnons ci-après une observation inédite, due à M. le professeur Gangolphe. L'insuccès qui suivit

[1] Boularan, th. Paris, 1884.

l'opération nous servira grandement à préciser le moment et les conditions des interventions à faire dans ces cas de paralysie après fracture.

## OBSERVATION XII (inédite).

*Fracture suscondylienne de l'humérus à dix ans. — Paralysie des extenseurs. — Opération tardive et manque de soins consécutifs. — Pas de résultat.*

M. de B..., âgé de dix à onze ans, tombe sur le coude gauche du haut d'un âne, en 1895. Il se fait une fracture de l'extrémité inférieure de l'humérus, juste au-dessus des condyles.

Le Dr Ch... le traite par l'immobilisation en demi-flexion dans un appareil silicaté. Cet appareil est enlevé un mois plus tard environ, par le Dr G..., de Lyon, qui constate une raideur considérable dans l'articulation du coude et, de plus, une paralysie bien nette des extenseurs. Il ordonne des massages prolongés.

Le Dr Gangolphe, appelé, étant donné la paralysie du radial, laisse entrevoir aux parents la nécessité d'une opération sanglante. Toutefois, il leur propose au préalable le traitement par les bains locaux et l'électricité.

M. le Dr Destot, chargé du traitement électrothérapique, trouve la réaction complète de dégénérescence. Aussi, inefficacité absolue du traitement électrique, même prolongé.

On décide l'opération, *laquelle est faite six mois environ après l'accident.*

Le radial paraît avoir été intéressé par le trait de fracture, qui est plus bas que d'habitude. Mais il est impossible de savoir à l'examen s'il y a enclavement ou non.

L'opération est faite en présence des Drs Destot et Genoud.

Incision à la partie externe et inférieure du bras. Le radial paraît tendu sur la région occupée par le cal. Il est pris dans du tissu fibreux néoformé et y est comme étalé, aplati ; il semble que très peu de fibres ont résisté.

On dégage, en le mobilisant avec la sonde cannelée, le segment ainsi lésé du nerf et on nivelle légèrement le tissu osseux sous-jacent. A ce moment, le nerf, abandonné à lui-même, n'est plus ni tendu ni engainé par le tissu fibreux.

Suture.

Réunion par première intention.

On ordonne, comme complément nécessaire à cette intervention, un traitement électrique immédiat et suivi. Mais c'est pour un traitement tout autre qu'optent de leur propre initiative les parents ; et ils amènent l'enfant faire quelques semaines de cure *sur la tombe du curé d'Ars*. La paralysie résiste à cette intelligente thérapeutique. On se rappelle un peu tard les prescriptions du docteur et on ramène l'enfant à M. le Dr Destot. Mais c'est alors vainement que celui-ci essaie la faradisation des muscles atteints.

L'enfant s'en va avec son bras toujours paralysé.

D'après les derniers renseignements que nous nous sommes procurés, le bras est toujours dans le même état, après une amélioration passagère par des massages quotidiens.

Nous aurons à apprécier plus tard les causes d'insuccès d'une opération qui avait réussi dans des cas analogues.

L'observation qui suit est très complète et a été prise scrupuleusement par M. le Professeur Gangolphe.

## OBSERVATION XIII

*Fracture obstétricale de la partie moyenne de l'humérus droit. — Paralysie radiale. — Opération. — Guérison.*

(Gangolphe, *Bulletin de la Société de Chirurgie de Lyon*, 7 décembre 1897.)

Le 17 août 1897, je fus appelé à voir un enfant chez lequel existaient à la fois une fracture de l'humérus droit (partie moyenne) à peu près consolidée, et une paralysie complète du nerf radial du même côté.

La fracture s'était faite vingt-huit jours auparavant, au moment de la naissance. Il s'agissait d'une présentation du sommet normale, mais le dégagement des épaules se faisant difficilement en raison du volume de l'enfant, qui pesait plus de 9 livres, le médecin dut exercer des tractions sur les aisselles. Celles-ci furent faites, d'ailleurs, avec toute la prudence et la modération possibles. Néanmoins, il se fit une fracture pour laquelle on employa un petit appareil en carton. Les jours suivants, l'attention fut éveillée par suite de l'inertie des doigts et de la main du côté lésé. D'autre part, l'attitude caractéristique de la paralysie radiale persistait malgré les frictions et les petits massages.

Quand je fus appelé, la paralysie était typique. En raison de l'âge de l'enfant et aussi parce que j'espérais que l'électro-thérapie serait peut-être suffisante, je soumis le cas à M. Destot. (Celui-ci examina l'enfant pendant six jours de suite et deux fois par jour. Constamment, il eut la réaction complète de dégénérescence très nettement [1].)

La conclusion de ses tentatives et de son examen fut que le nerf avait absolument perdu ses propriétés électro-motrices et que la libération opératoire était absolument indiquée.

Je pratiquai celle-ci le 27 août, soit trente-huit jours après la

[1] Renseignements complémentaires que nous a donnés M. Destot.

naissance. Une bande d'Esmark très souple, pas trop serrée, fut appliquée à la racine du bras. L'incision faite un peu bas, pour découvrir le nerf au-dessous du cal et le suivre facilement de bas en haut, me conduisit rapidement sur le radial ; la découverte de l'interstice musculaire dans lequel se trouve le nerf m'a paru facilitée par la présence des vaisseaux collatéraux externes.

Ayant mis à nu le siège de la lésion, je pus constater les détails suivants :

Le nerf radial était tendu (comme une corde de violon sur un chevalet) sur le sommet d'un angle saillant en dehors, formé par les fragments. Il n'était pas pincé entre ceux-ci, mais entouré par du tissu fibreux émané du périoste ou, si l'on veut, par le périoste épaissi. Afin de le dégager, je fis, à 1 centimètre en avant, à distance par conséquent, une petite incision longitudinale au périoste. La gaine périostique ouverte, tout le monde put vérifier que nous étions exactement sur le trait de fracture et que celle-ci était presque transversale et non encore consolidée. Je ne voulus pas exciser des tissus osseux, ni décoller le périoste, de peur que ces manœuvres, amenant un cal exubérant, le nerf ne fût repincé plus tard.

Je me bornai à isoler le nerf dans les tissus fibreux qui l'entouraient, en glissant au-dessous de lui une sonde cannelée, en le mobilisant par des tractions régulières. Quand il fut bien évident qu'il était très libre, je refermai la plaie par quelques sutures et je plaçai un petit drain à la partie déclive.

Les suites opératoires furent des plus simples et des plus satisfaisantes.

Dès le quatrième ou cinquième jour, on notait l'apparition de petits mouvements d'extension encore bien faibles et bien courts du côté du pouce et de l'index. Peu à peu, l'extension réapparut pour les autres doigts, mais la fatigue était prompte.

Environ quinze jours après l'opération, l'extension des doigts et de la main sur l'avant-bras était complète.

L'enfant fut alors soumis au traitement électrothérapique, qui en quelques semaines acheva la guérison.

Lorsque M. le professeur GANGOLPHE eut présenté cette observation à la Société de chirurgie de Lyon, M. le Dr VINCENT répondit :

*Je n'ai pas vu de cas analogues à celui de M. Gangolphe pendant mon exercice de majoral.* On m'a amené, dans mon service de la crèche, des nourrissons atteints de paralysies radiales consécutives à des fractures produites pendant les versions ou des paralysies sans fracture réelle. Ces enfants arrivaient trois ou quatre mois après l'accident. Ces cas étaient *incurables* et résistaient à tout traitement : électricité, etc.

Dans le cas de M. Gangolphe, peut-être qu'en faisant de l'expectation les phénomènes paralytiques se fussent amendés.

Avouons que nous ne nous attendions certainement pas à cette remarque dernière, alors que M. Vincent insiste, deux lignes plus haut, sur l'*incurabilité* par les moyens ordinaires, des cas qu'il dit avoir observés. Aussi, fondée sur cette base illogique, la critique qu'il formule contre la thérapeutique employée par M. Gangolphe ne porte plus.

Maintenant qu'on nous permette, malgré la longueur, de citer en détail d'autres faits analogues, toujours apportés par M. Vincent, un mois après la séance de la Société de chirurgie où M. Gangolphe avait communiqué son observation. Ce ne sera pas chose oiseuse, car nous tirerons de ces observations et des appréciations dont elles sont suivies, grand parti quand nous parlerons du traitement des paralysies après fracture chez les enfants.

*Séance de la Société de chirurgie de Lyon*, 6 janvier 1898.

M. Vincent. — Dans la précédente séance, j'ai dit à propos de la communication de M. Gangolphe, que les paralysies radiales étaient fort rares, puisque *durant les neuf années de mon majoral à la Charité, je n'avais pas souvenance* d'en avoir observé plus de deux ou trois cas apportés du dehors.

J'ai ajouté que, tout en comprenant la conduite de M. Gangolphe, je ne pensais pas qu'on dût l'imiter, parce que la paralysie du radial, en l'espèce, n'était pas due à une compression par les fragments ; ces fractures ou disjonctions obstétricales étant le plus souvent et restant sous-périostées, ne ressemblant pas à celles des adultes chez lesquels on peut rencontrer des lésions, des enclavements du nerf radial. Je rappelai les travaux de M. Ollier, qui nous a précédés tous sur ce terrain comme sur tant d'autres. J'ai dit encore que les cas de paralysie radiale ou de paralysie radiculaire observés par nous étaient venus du dehors, à un intervalle de temps assez éloigné de la naissance, et que je ne me rappelais pas avoir constaté de brillants résultats dans nos tentatives thérapeutiques. Il y a des modifications à apporter à ces dires improvisés. Je les apporte.

J'ai compulsé depuis mes archives, avec l'aide de mon interne, M. Langlois, et de mon secrétaire. Je ne serais pas sincère en laissant supposer que j'ai été fort surpris de constater de regrettables lacunes là où j'espérais cueillir des documents en règle ; mais on doit me croire lorsque j'avoue l'espèce de saisissement que j'ai éprouvé en découvrant une relation de « dissection du nerf radial pour une paralysie radiale consécutive à une fracture obstétricale de l'humérus », dissection faite par moi en août 1889. Sans avoir besoin des lumières d'un expert en écritures, je crois bien que le rédacteur de cette observation, *que j'avais totalement oubliée*, est M. le Dr Désir de Fortunet, qui exerce avec distinction à Châlon-sur-Saône et qui était mon interne à cette époque. Sans m'en douter, j'avais donc devancé de huit années M. Gangolphe dans cette voie de l'intervention par le bistouri pour les paralysies radiales obstétricales. Voici la copie de cette observation.

## Observation XIV (?).

T... Louis de Lyon. Cet enfant a eu une fracture de l'humérus au tiers supérieur, faite pendant une version pratiquée par le Dr Drey [1]. Depuis cette époque, il présente une paralysie complète du radial. La main est en flexion forcée et inclinée sur le bord cubital. Pensant que le nerf radial est peut-être emprisonné dans le cal osseux, au niveau de la gouttière de torsion ou dans quelques brides cicatricielles, M. Vincent se décide à aller à la recherche du nerf.

L'enfant étant anesthésié, il fait une incision sur la face interne du bras et arrive sur le nerf dans la gouttière de torsion. Le nerf est parfaitement sain, il n'est pas emprisonné dans le cal qui est du reste volumineux. On ne voit pas non plus de brides cicatricielles : *elles ont été rompues* dans la dissection du nerf. On dissèque le nerf sur une étendue de 4 à 5 centimètres, et, ne trouvant rien, M. Vincent suture les lèvres de la plaie après un lavage soigné au sublimé.

Au pansement suivant la plaie est réunie par première intention.

L'observation s'arrête là. Elle ne relate ni le résultat immédiat ni le résultat éloigné. Notre secrétaire, M. Buvat, s'est rendu auprès de l'excellent Dr Drey pour avoir la suite de l'observation. Les parents avaient changé de domicile. De piste en piste, on

[1] M. le Dr Drey n'a pas souvenir de ce fait. Lorsque, en 1897, il a amené à M. Destot l'enfant de l'observation XIII, il lui a dit être très étonné de ce cas, qu'il avait pris d'abord pour une paralysie obstétricale simple, et qu'il observait, ajoutait-il, pour la première fois,

les a découverts à la conciergerie du Conservatoire, place Saint-Paul. La mère nous a appris que son enfant, sorti de la Charité à la fin du mois d'août 1889, était mort de diarrhée cholériforme dans le courant de septembre de la même année. Elle affirme que la paralysie radiale avait complètement disparu. Tout absolu qu'il soit, nous ne pouvons admettre son dire qu'avec une certaine réserve, parce que la distinction entre les mouvements de totalité du membre et les mouvements propres aux muscles animés par le radial sont peut-être au-dessus de la finesse de la concierge la plus intelligente. Quoi qu'il en soit, il résulte de cette observation : 1° que nous avons pratiqué huit ans avant M. le Dr Gangolphe, l'opération qu'il propose aujourd'hui pour guérir des paralysies radiales obstétricales.

2° Que la dissection du radial ne révèle l'existence d'aucune compression, d'aucune lésions, d'*aucune sorte d'enclavement*, capable d'expliquer la paralysie radiale consécutive aux fractures ou disjonctions produites par les manœuvres de la version.

3° Que les nouveau-nés peuvent bien supporter cette opération; qu'avec un peu de soin le chirurgien rend aisément à peu près non sanglante.

En consultant nos collections d'observations, nous avons trouvé d'autres faits de paralysie radiale tous d'origine suburbaine ou urbaine, mais après le nom et le diagnostic, la page est restée blanche.

Il *nous reste le souvenir* que nous n'avons obtenu aucun résultat appréciable, dans la plupart des cas qui nous arrivaient *tardivement*, après avoir été traités plus ou moins longtemps par des confrères du dehors.

Dans notre clientèle privée, nous avons observé un seul cas de paralysie radiale en 1895, le 30 septembre. Il nous était adressé par notre très distingué confrère M. le Dr Frarier de Mâcon. La mère avait été assistée par une sage-femme. L'enfant, qui avait trente-quatre jours (né le 26 août), s'était présenté par le siège. Il avait une double fracture : l'une était une disjonction de l'extrémté inférieure du fémur droit, l'autre, une fracture du tiers inférieur de l'humérus droit. Impossibilité d'avoir des renseignements, l'emmaillotage soigné n'avait pas laissé voir ces solutions de continuité. Au surplus, il n'importe pas absolument, en l'espèce, d'établir que les fractures sont ou ne sont pas imputables aux manœuvres de l'extraction manuelle pendant le travail. Il y avait fracture de l'humérus et cette fracture s'accompagnait de paralysie radiale. La pose de la main, dite main de prédicateur était manifeste. Le gonflement du col de l'humérus était considérable, ce qui n'était pas en faveur d'une fracture de la veille, la fracture non consolidée. Je me contentai d'immobiliser en bonne position sans exercer de pression, et malgré trois fractures ou disjonctions itératives sur le même os à la suite de chocs insignifiants, l'avant-bras et la main ont récupéré peu à peu l'attitude et le mouvement qui indiquent le retour des fonctions du nerf radial. Dans ce cas, la paralysie radiale a donc guéri spontanément. Les fractures itératives avaient cependant donné lieu à un cal exubérant. La facilité déplorable avec laquelle cet enfant se cassait les os permet bien d'admettre que les premières fractures se sont produites simplement en l'allongeant, tant était grande la fragilité de son squelette.

Si l'on veut que nous donnions nos conclusions basées sur le fait mentionné ci-dessus et sur l'ensemble de notre expérience en l'espèce, nous dirons : Malgré le succès que nous avons obtenu post (nous n'osons dire propter) l'opération de débridement, malgré le succès dont nous a entretenu notre très distingué collègue M. Gangolphe, en intervenant de la même façon, nous dirons qu'il ne nous paraît pas indiqué de suivre notre exemple. En effet, les cas de guérison spontanée *doivent être* plus nombreux que les cas de guérison constatés après un débridement quelconque. En second lieu, les fractures ou disjonctions chez le nouveau-né étant sous-périotées, il ne peut y avoir théoriquement d'emprisonnement ou de blessure du nerf. En troisième lieu cette absence d'enclavement par un cal ou par des brides cicatricielles *nous a été démontré !!! dans notre cas personnel et dans le cas de M. Gangolphe.*

Il nous semble inutile de faire remarquer que les citations de M. le Dr Vincent démontrent tout justement le contraire de ce qu'il nous dit. On n'a pour s'en assurer qu'à bien les relire : les observations XIII et XIV disaient nettement qu'on a rencontré pendant l'opération des brides fibreuses qui enserraient le nerf; et l'incurabilité des paralysies où M. le Dr Vincent n'était pas intervenu, et qu'il citait en réponse à l'observation de M. Gangolphe, prouvait que l'abstention, au moins dans quelques cas, ne devait pas suffire.

Nous avons mis un point d'interrogation devant l'observation XIV, parce que, avec M. le professeur Gangolphe, nous pensons que M. le Dr Vincent a pu oublier quelques détails dans un cas de date si éloignée, et qu'il a été obligé de citer d'après une feuille d'observation incomplètement remplie. Nous avons au surplus fait prendre auprès de M. le Dr Drey des renseignements complémentaires. Malheureusement, comme nous l'avons déjà dit, M. Drey ne se rappelle aucun cas de paralysie après fracture antérieure à celui qu'il avait adressé, en 1897, à M. le Dr Destot.

Nous regrettons d'autant plus de ne pouvoir, à cause de ces lacunes, accorder une place importante à cette observation, qu'elle corrobore comme nous le verrons par la suite, tant au point de vue traitement qu'au point de vue résultat, l'opinion de M. le professeur Gangolphe et la nôtre sur la question.

Pour finir, nous sommes obligé de parler, au moins pour les éliminer, de quelques cas de paralysie « *avec* » et non « *parce que* » fractures, chez le nouveau-né,

Dans les accouchements artificiels surtout, les fractures du membre thoracique ne sont pas très rares[1]. Rarement des paralysies accompagnent ces fractures, et il s'agit de lésions nerveuses légères, à rattacher — ou du moins rattachées par ceux qui les ont observées — à la même cause mécanique que la lésion osseuse[2].

Nous donnons un exemple de ces cas : c'est l'observation abrégée de SEELIGMÜLER. Deux autres cas identiques sont cités dans la thèse de GUILLEMOT.

Fracture obstétricale du col de l'omoplate. — Fracture de la clavicule. — Paralysie du bras correspondant. — Atrophie de la face. — Myosis. Après quelques semaines de traitement par les courants galvaniques et faradiques, on constate quelques mouvements d'extension des doigts. Amélioration des mouvements de l'épaule. — Disparition du myosis.

Nous ne nous croyons pas autorisé à rattacher ces paralysies aux fractures, en allant contre le diagnostic des chirurgiens qui les ont observées. Elles rentrent dans la classe, si bien connue de nos jours, des paralysies radiculaires[3] du plexus brachial.

Et puisque nous voulons essayer de déduire la symptomatologie et le traitement des faits que nous avons récoltés, nous croyons devoir élaguer un peu nos observations et nous en tenir aux XIII premières qui, seules, présentent tous les caractères d'authenticité et de contrôles considérables.

[1] Pajot, *Travaux d'obstétrique*, 1882, p. 406. — Observations de Dugès, Mauriceau, Delamotte.

[2] Les trois observations que nous avons trouvées sont rangées sous la rubrique : paralysies radiculaires.

[3] Voir Cibert, th. Lyon 1896 97; Fieux, *Annales de gynécologie*, 1897.

# CHAPITRE II

## ANATOMIE PATHOLOGIQUE

Nous résumerons en quelques mots l'anatomie pathologique des observations qui précèdent.
Nous relèverons ensuite les particularités qui distinguent anatomiquement les paralysies radiales après fractures, chez l'enfant, de celles de l'adulte, et nous essaierons d'en trouver la raison.

Dans **huit** de nos observations, l'état anatomique des nerfs lésés a été signalé :

Observation VII. — Nerf radial *sectionné*, les deux segments sont recroquevillés et distants.

Observation VIII. — Nerf radial *sectionné* par l'extrémité, taillée en biseau, du fragment supérieur.

Observation IX. — Nerf radial *sectionné*. Les deux segments sont séparés par le cal.

Observation X. — Plexus *engainé par du tissu périostique* néoformé à la suite de l'irritation des fragments.

Observation XI. — Nerf radial étalé et *enserré dans une gangue fibreuse* épaisse, dont la production est due à l'irritation produite par l'angle très aigu que font les fragments.

Observation XII. — Nerf radial étalé et *engainé par du tissu fibreux*, produit à la suite de l'irritation due aux rugosités des fragments sous-jacents.

Observation XIII. — Nerf radial comprimé dans une *gaine fibreuse* néo-formée aux dépens du périoste qu'irritait l'angle saillant formé par les deux fragments osseux.

Enfin, dans l'observation II, si l'on ne donne pas l'état du nerf au niveau de la fracture, on dit clairement qu'il y a névrite consécutive à la fracture, et comme l'enclavement osseux n'existait pas, cette névrite doit vraisemblablement se rattacher à l'inclusion dans du tissu fibro-périostique inflammatoire, comme dans les cas similaires.

C'est-à-dire que, sur huit cas, nous avons :

**Trois** fois : **section** nerveuse.

**Cinq** fois[1] : **compression** du nerf par une *gangue fibreuse*, laquelle s'est formée à la suite de l'irritation des fragments osseux sous-jacents.

Or, *chez l'adulte*, quelles sont les statistiques correspondantes ?

Boularan, dans sa thèse, énumère quatre classes de faits :

1° Le nerf est *pris entre les fragments* osseux d'abord, puis dans le col ;

2° Le nerf est *sectionné ;*

[1] Le cas cité par M. le Dr Vincent (obs. XIV) rentre absolument dans ce groupe. Nous avons dit pourquoi, encore qu'elle soit en faveur de nos idées, nous ne pouvions tenir compte de cette observation.

3° Le nerf est *directement lésé*, plus ou moins embroché par une esquille osseuse ;

4° Le nerf est *enserré dans du tissu cicatriciel* déterminé par le frottement continu des fragments ou par simple inflammation du voisinage.

Indépendamment de la *fréquence absolue*, incomparablement plus grande chez l'adulte que chez l'enfant ; voici, d'après BOULARAN, d'après les observations de PASTURAND et de FRÈRE[1], d'après nos recherches personnelles, la *fréquence relative* de ces différents cas :

1° Enclavement osseux : plus de 60 pour 100 ;

2° Section nerveuse : 20 pour 100 ;

3° Lésions directes par fragments : un peu moins de 20 pour 100 ;

4° Engainement fibreux : **néant**. BOULARAN disait[2] : « Ce quatrième et dernier cas ne s'est pas encore présenté, mais on peut prévoir que cette compression du nerf ressemblerait à tous égards à celle que produit son enclavement dans un cal. »

C'est-à-dire que, au point de vue de l'anatomie pathologique des paralysies suites de fractures, nous avons un **type adulte** : le pincement du nerf entre les fragments et l'enclavement osseux consécutif, type bien mis en relief par M. le professeur OLLIER et ses élèves.

Et, si nous mettons à part les cas de section nerveuse, qui sont de même fréquence chez l'enfant que chez l'adulte, nous croyons, d'après nos observations, qu'il

[1] Th., Paris, 1897.

[2] *Loc. cit.*, p. 41.

existe vraiment un **type infantile**, qui est la *compression lente, allant jusqu'à l'étouffement, du nerf dans du tissu fibreux d'origine périostique*, lequel se forme sous l'irritation continue des fragments sous-jacents.

Nous n'avons trouvé détaillées dans aucune des observations prises sur l'enfant, l'anatomie et l'histologie pathologiques des nerfs ainsi comprimés. Comme évidemment les phénomènes sont les mêmes que chez l'adulte, nous donnons ci-dessous les résultats de l'autopsie d'un homme ayant eu une paralysie radiale par compression des fragments osseux[1], et qui mourut quelques jours après, de scarlatine maligne[2].

« Le névrilemme ayant été ouvert, on voit très nettement ce qui suit.

« Le nerf présente au niveau du point lésé, un étranglement long de 4 à 5 centimètres, réduisant son volume des 2/3. A ce niveau, le nerf est dégénéré et présente l'aspect d'un simple cordon fibreux ; la couleur en est changée, elle est rougeâtre.

« En dessous de ce point, les faisceaux nerveux sont comme aplatis, leur aspect grisâtre indique la dégénération des tubes ; le volume total de ces derniers est sensiblement moindre que le volume du nerf au-dessus du point lésé, là où il a conservé son apparence normale.

« L'examen microscopique montre une altération cadavérique avancée du nerf. Il est néanmoins facile de constater :

« 1° Au niveau de l'étranglement de l'hypertrophie conjonctive notable.

[1] Rappelons-nous que les résultats de la compression sont les mêmes, quels que soient les agents de cette compression.

[2] P. Berger. *Bulletin de la Société d'anatomie*, 1871, p. 157.

« 2° Les tubes nerveux à ce niveau sont très amincis, réduits presque tous à un simple contour. Quelques-uns seulement présentent de la myéline dégénérée et par places seulement.

« 3° Indépendamment de l'altération cadavérique, les tubes du bout inférieur présentent une segmentation bien plus marquée de la myéline que ceux du bout supérieur ; ils ont presque tous un aspect moniliforme très caractérisé et sont entièrement opaques, ce qui n'est pas le cas pour ceux de la partie supérieure du nerf. »

Nous nous sommes naturellement demandé le pourquoi de ces différences anatomiques entre l'adulte et l'enfant.

Voici ce que nous pensons :

*Chez l'adulte*, la fracture est plus difficile à produire, exige un traumatisme assez violent, mais, par contre, elle se fait à peu près toujours complète : c'est le chêne qui casse.

L'os de l'*enfant* est plus souple : c'est le roseau qui ploie. Des chocs moyens le font céder, mais alors sa fracture est presque toujours *incomplète*, sans déplacement notable, fortement encapsulé qu'il est par un périoste bien nourri que les fragments osseux déprimeront sans déchirer.

Aussi bien, si nous considérons le nerf radial, qui enlace si intimement de sa spire l'humérus, nous voyons de suite combien facilement les fragments osseux le blesseront chez l'adulte, en émergeant à nu de la boutonnière qu'ils ont faite au périoste — d'où la fréquence plus grande chez lui des complications nerveuses de ces fractures. Et le nerf, s'il n'est directement coupé ou embroché par une pointe osseuse, glissera, de par son enroulement autour de l'os, entre les deux fragments, et s'y trouvera pincé par le cal.

Contre ces mêmes fragments, le radial de l'enfant se trouve protégé par un vrai bouclier : le périoste. Aussi, à moins que le traumatisme trop violent n'ait fait éclater l'enveloppe périostique, ce qui amènerait les mêmes risques de section nerveuse que chez l'adulte, le radial n'aura à craindre que cette hypergenèse fibreuse d'irritation, si facile dans les tissus jeunes, et qui, l'englobant peu à peu, l'étreindra à l'étouffer.

Cette irritation périostique ne se produira guère audessous de cinq ans (de fait, nous n'en avons qu'une seule observation au-dessous de cet âge), car, à part les cas un peu exceptionnels de chocs violents ou de fortes tractions bien limitées sur la diaphyse, il n'y a pas de fracture à proprement parler dans les toutes premières années. Ce sont de simples *décollements épiphysaires*. Et ceux-ci n'amènent pas une inflammation de voisinage assez considérable pour donner lieu à des productions fibro-périostiques dangereuses pour les nerfs voisins.

Il nous reste à savoir l'état anatomique des nerfs dans les cas où la paralysie a pu céder au seul traitement électrique. Nous serions, on le conçoit, obligé de nous en tenir à de simples hypothèses, sans une observation incidemment faite par Gosselin, sur un homme mort d'apoplexie quelques jours après une paralysie radiale incomplète, suite d'une fracture de l'humérus :

Le fragment supérieur était très proche du radial et venait le toucher aussitôt qu'on imprimait un mouvement. Le nerf était infiltré de sang. Il n'était pas sectionné, mais s'écrasait facilement. Le névrilemme avait bien résisté. Il était en partie rempli par une bouillie rougeâtre, au milieu de laquelle on distinguait les filets nerveux intacts.

Car, chose remarquable dans les contusions nerveuses, c'est le cylindraxe qui résiste le plus longtemps [1].

Il y a gonflement au point où le traumatisme a porté; imbibition séreuse, diapédèse des globules blancs, dégénérescence de la substance médullaire; les cylindraxes, plus résistants, ne seront atteints que plus tard. Et quand la restitution intégrale des cylindraxes peut se faire rapidement, il n'y a pas de modification, ni dans le bout périphérique, ni dans le bout central.

Il faut donc admettre, dans les cas médicalement guérissables, que les cylindraxes ont pu arriver rapidement à restitution. Pour cela, que faut-il ? Une contusion qui ait laissé intacts la majorité des cylindraxes, lesquels, nous venons de le voir, résistent très bien, et l'absence d'irritations consécutives, soit du fait de fragments trop pointus, soit du fait de frottements continus de la part de ceux-ci.

Or, rappelons-nous que le périoste chez l'enfant est solide et souple, qu'il amortit les chocs, que, d'autre part, les fractures sont souvent sous-périostées, ne donnant pas de pointes osseuses à nu, qui à chaque mouvement blesseraient le nerf. Et nous comprendrons que chez lui nous devons trouver, fréquemment, des cas où la restitution *ad integrum* sera possible sans intervention sanglante.

[1] Eulenbourg, *Traité des maladies des nerfs*, t. II, p. 10.

# CHAPITRE III

## SYMPTOMATOLOGIE, PATHOGÉNIE ET DIAGNOSTIC

Les considérations qui précèdent vont nous aider à comprendre la symptomatologie et la pathogénie des paralysies après fracture chez l'enfant.

Qu'on nous permette ici d'insister sur ce point important que, suivant les conseils de M. le professeur Gangolphe [1], *on doit examiner systématiquement, dans toute fracture, l'état des nerfs* aussi bien que celui des vaisseaux. Chez l'enfant surtout, qui ne s'observe point, la paralysie dans un membre mis sous appareil risque le plus souvent de passer inaperçue. Lorsque le bras sortira du plâtre ou de la gouttière, et que les parents non prévenus se rendront compte de la paralysie, ils ne manqueront pas de la mettre sur le compte d'un traitement mal fait, et M. Gangolphe nous citait encore dernièrement un procès intenté au médecin dans un cas analogue. C'est là un des multiples incidents de la pratique médicale, et il fallait en parler. Maintenant disons-nous bien aussi qu'en négligeant l'examen soigneux de toute fracture nous nous mettons dans les

[1] M. Gangolphe, *Précis des opérations d'urgence*, page 84.

plus mauvaises conditions pour soigner les complications qui peuvent survenir. Pour ne parler que de la paralysie, si nous ne la diagnostiquons qu'après l'enlèvement du plâtre, nous courons de forts risques de la voir déjà incurable autrement que par une opération.

Il n'entre pas dans notre but de donner en détail les symptômes de la paralysie radiale. Nous rappellerons seulement les signes principaux que les divers chirurgiens ont relatés dans leurs observations ;

*Chute du poignet* avec *pronation;*

*Griffe radiale ;*

*Atrophie des muscles paralisés*, et parfois (obs. II) *troubles trophiques* considérables ;

*Abaissement notable de la température* dans le membre atteint (obs. I, II, IV).

Sensibilité souvent émoussée (obs. I, II, III, X).

*Réaction électrique affaiblie ou nulle.*

**Au point de vue pathogénique**, distinguons :

I. Les paralysies survenant *immédiatement* après la fracture.

II. Les paralysies survenant plus ou moins *tardivement.*

Nous ne croyons pas que cette distinction ait déjà été faite.

### I. PARALYSIES SURVENANT IMMÉDIATEMENT APRÈS LA FRACTURE

Deux enfants se fracturent l'humérus et *immédiatement* l'avant-bras, dans toute la sphère innervée par le radial perd toute motilité, parfois aussi toute sensibilité. Il est comme mort.

On attend quelques jours, en utilisant la médication anodine de circonstance. Et voilà que, chez deux malades apparemment semblables, nous obtenons des résultats opposés.

Chez l'un (un peu le type des obs. III, IV, V) la guérison arrive d'emblée après quelques jours d'amélioration quasi miraculeuse : le bras mort ressuscite.

Chez l'autre (type des obs. VII, VIII, IX) les muscles atteints restent flasques ; même, s'ils obéissaient encore au premier jour à l'incitation électrique, ils ne réagissent bientôt plus. Et, la recherchant, nous trouverons la signature de l'incurabilité médicale : *la réaction complète de dégénérescence.*

Le pourquoi ? — *Dans le premier cas* (il s'agit alors de fracture sans grand déplacement), le nerf, sous le coup d'une contusion très brusque, s'est comme évanoui. Quelque chose s'est passé en lui qui l'a annihilé, comme est annihilé le cerveau dans ce qu'on appelle la commotion cérébrale. Rappelons-nous, pour nous en faire une idée, ce petit accident arrivé à chacun de nous : la contusion brusque du cubital au niveau de la gouttière épitrochléenne et l'engourdissement subit qui en résulte. Dans tous ces cas il s'agit, à des degrés divers, du même phénomène d'*inhibition*.

Et nous disons inhibition [1], non pas qu'il n'y ait là

[1] Dans le service de M. le Dr Jaboulay, nous avons observé un

aucune lésion du nerf, mais ces lésions sont relativement légères, laissant matière à la régénération, bien loin de compte avec la symptomatologie observée.

*Dans le second cas*, le traumatisme a d'ordinaire été violent, un fragment osseux a sectionné plus ou moins complètement le nerf, et les deux segments se recroquevillant, on comprend pourquoi le massage et les courants électriques de toute nature ne donneront pas la guérison.

Comment diagnostiquer ces deux cas ? — Nous ne dirons pas que ce diagnostic différentiel soit impossible de suite, car, faute de signes cliniques, la radiographie en nous donnant la position respective des fragments et leur situation dans les tissus du voisinage, nous amènerait à de grandes probabilités [1].

En tous cas nous sommes persuadé qu'il est faisable au bout de quelques jours, et cela au moyen de

cas très intéressant de cette inhibition nerveuse, justement pour une paralysie après fracture :

Un jeune homme se casse l'humérus. Quelque temps après on observe une paralysie complète du radial. On songe à la compression du nerf et on incise au niveau de la fracture. Le nerf était intact. On referme et il survient une amélioration immédiate. Puis brusquement la paralysie réapparaît. Nouvelle intervention, nouvelle guérison temporaire. Ainsi trois ou quatre fois. M. Jaboulay faisait de cette paralysie itérative un cas très net d'inhibition nerveuse.

Faisons remarquer que l'on n'a pas noté dans ce cas l'existence ou la non-existence de la réaction de dégénérescence, ce qui eût été du plus grand intérêt pour nous.

[1] Conf, Broca et Mouchet, *Revue de chirurgie,* 1899.

l'exploration électrique. Cet *électro-diagnostic* est ici le seul qui nous paraisse en même temps assez facile et sûr. *Facile*, parce que nous n'en sommes plus au temps où les appareils électriques et surtout ceux qui les savent manier étaient des raretés. *Sûr*, parce que nous ne sachons pas que *dans les cas d'inhibition simple on ait jamais trouvé la réaction complète de dégénérescence*, tandis qu'elle apparaîtra *toujours* dans les cas de section nerveuse.

Nous n'avons pas à insister ici sur la réaction de dégénérescence. Disons seulement que, lorsqu'elle est complète, elle se caractérise par la diminution et la perte de l'excitabilité faradique des muscles, tandis que l'excitabilité galvanique de ceux-ci persiste, ou est augmentée parfois dans des proportions notables, et varie qualitativement d'une façon spéciale. Au lieu d'être instantanée, brève, rapide, la contraction musculaire provoquée est traînante, paresseuse, torpide. En même temps l'action du pôle négatif sur la contractilité du muscle, au lieu d'être prépondérante comme à l'état normal $NFC > PFC$, devient égale $NFC = PFC$, puis inférieure, quand elle est complète, à celle du pôle positif $NFC < PFC$.

Nous verrons que cette réaction de dégénérescence sera pour nous le *critérium* des indications opératoires.

## II. Paralysies survenant plus ou moins tardivement après les fractures

Ici, la fracture a été diagnostiquée sans complication immédiatement visible, et laissée dans un appareil comme telle. Un examen soigneux — que l'on ne fait qu'exceptionnellement chez l'enfant, parce qu'il ne s'observe pas et n'attire pas l'attention sur des phénomènes peu ou pas douloureux — montrerait peut-être que les doigts remuent difficilement et ont tendance à se mettre en griffe, que la sensibilité est émoussée. On assisterait à l'évolution lente de ces paralysies qui, semble-t-il, arrivent d'autant plus sûrement qu'elles marchent avec plus de lenteur.

Que si, comme tout à l'heure, nous recourons à l'électricité, nous voyons les muscles réagir mal. Pendant quelques jours encore, comme normalement, l'action du pôle négatif est prépondérante,

$$N\ F\ C > P\ F\ C$$

Mais cette formule devient de plus en plus douteuse. Arrive un jour où l'action des deux pôles est la même.

$$N\ F\ C = P\ F\ C$$

C'est le *début* de la réaction de dégénérescence.

Enfin cette formule nouvelle tend aussi à varier, et nous arrivons à cette autre.

$$N\ F\ C < P\ F\ C$$

L'action du pôle positif l'emporte, la réaction de dégénérescence est complète. *Dès cet instant, il est inutile d'attendre encore : la paralysie est rebelle aux moyens médicaux* [1].

C'est ou bien que le nerf, lésé ou non directement,

[1] Comme nous le redirons plus loin, c'est sur l'avis de M. le professeur Gangolphe, et sur la compétence, bien connue en la matière, de M. le Dr Destot, que nous nous appuyons ici.

a été enflammé par suite des petits traumatismes continuels dus aux fragments osseux sous-jacents, ou bien qu'il est comprimé dans du tissu fibreux de nouvelle formation qui l'engaine étroitement et l'étouffe. Dans ces deux cas, le processus destructif est le même : il y a toujours *névrite*, avec « induration et hypertrophie des parties conjonctives [1] ».

Aussi nous ne chercherons pas à faire ici ce diagnostic causal différentiel, pratiquement tout à fait inutile.

Nous insistons seulement sur ce point, et nous allons y revenir dans le chapitre « Traitement » : il faut toujours rechercher la réaction de dégénérescence. Dès l'instant où elle est complète N F C $<$ P F C, disons-nous que l'abstention est nuisible. Car si nous n'avons pas fatalement, après ces paralysies non traitées, l'énorme retentissement sur l'état général que nous relevons dans l'observation II, nous aurons au sûr le résultat dit « stationnaire » de l'observation I.

Le bras paralysé est et restera inutile. C'est un vrai mutilé que nous avons devant nous. Et nous croyons que, avant de pousser la prudence jusqu'à fuir toute opération par crainte d'un échec, il faut mûrement peser les résultats obtenus, et voir si nos moyens actuels nous laissent le droit d'avoir cette peur.

[1] Weir Mitchell, *Lésion des nerfs*. Trad. Dastre 1874.

# CHAPITRE IV

## TRAITEMENT

Nous allons rappeler brièvement ce qui a été fait dans la thérapeutique des paralysies après fractures chez les enfants et les résultats qu'on a obtenus.

Nous nous demanderons pourquoi tels ont été ces résultats, et si, instruits par l'expérience et peut-être mieux armés par les découvertes modernes, nous pouvons tracer pour l'avenir une ligne de conduite opératoire ayant à sa base un critérium sûr, qui nous avertisse de l'instant précis où doit cesser l'expectative et où doit intervenir le bistouri.

Enfin, nous dirons comment opérer.

Dans les *six* premières observations, on a seulement employé les *massages* et l'*électrothérapie*.

Résultats :

**Trois** *guérisons* (obs. III, IV, V) ;

**Deux** fois : *état stationnaire* (obs. I et VI), avec atrophie des muscles atteints ;

**Une** fois : *accidents consécutifs graves*, troubles trophiques multiples (obs. II).

Dans les *sept* autres cas, on est intervenu chirurgicalement.

Résultats ;

**Six** fois : *guérison ;*
**Une** fois : *état stationnaire* (obs. XII).

Disons bien vite que nous n'avons pas l'intention, en accolant ces chiffres, d'en tirer des conclusions sur la fréquence relative des cas ressortissant au traitement simple et de ceux qui réclament une opération. Car nous sommes persuadé que bien des cas où l'électrothérapie a suffi à la guérison n'ont pas été rapportés. Pour notre part, alors que nous étions stagiaire à l'hôpital des Enfants assistés, à Bordeaux, nous avons vu deux ou trois cas de paralysies passagères après fractures, rapidement amendées par l'électricité ; on les mettait sur le compte de la compression par un appareil mal fait, et on ne songeait évidemment pas à les signaler. Au contraire, tous les cas à opération, parce que très rares, ont été cités par ceux qui les observaient.

Nous voudrions seulement prouver qu'il est des faits où le bistouri s'impose, et essayer de bien indiquer quels ils sont.

Donc, on a obtenu des succès avec le traitement électrique, des succès aussi avec l'opération.

Arguer des uns pour ne vouloir qu'un traitement électrique ; arguer des autres pour vouloir tout opérer, c'est un sujet des plus faciles à développer et nous serions sûr — tant il est vrai que l'absolu dans une opinion a toujours des partisans — d'avoir pour nous quelques chirurgiens.

Nous aspirons à mieux.

En partant des données anatomo-pathologiques,

nous allons, tout d'abord, essayer d'expliquer le pourquoi des résultats obtenus par ces divers moyens.

Les trois succès par l'électrothérapie se sont produits pour des faits semblables : paralysies ayant apparu quelques jours après la fracture. Dans les deux cas où on l'a recherchée, la réaction de dégénérescence n'existait que *partielle*. Et la guérison a été obtenue parce que le nerf n'était que partiellement atteint, parce que les fibres nerveuses contusionnées n'étaient pas soumises à une irritation continue venue des fragments ou d'une surproduction fibreuse englobante, et que, dans ces conditions de repos, elles étaient à même de se régénérer rapidement.

Si l'on a échoué dans les trois autres cas — comme l'on aurait échoué, nous en sommes persuadé, dans les faits où l'on est intervenu sanglantement —, c'est que le nerf n'était plus seulement blessé, mais qu'il était bien « mort », mort de mort subite (section nerveuse, obs. VII, VIII, IX) mort d'étouffement plus ou moins rapide (gangue fibreuse, obs. X, XI, XII, XIII); et que la puissance de l'électricité, encore que très grande entre des mains expérimentées, ne va pas jusqu'à pouvoir ressusciter.

Le chirurgien seul, dans ces cas, pourra rendre au nerf la possibilité de se régénérer, nous verrons comme, tout à l'heure.

Nous croyons fermement que, de même qu'il est pour le traitement électrique une limite « d'au delà », de même, il est une limite « d'en deçà » pour l'intervention chirurgicale. Et nous allons aborder cette question, que se sont posée tous ceux qui se sont occupés du sujet :

*Quand pourra-t-on reconnaître que l'électricité et autres moyens médicaux sont impuissants et que l'opération seule peut donner une guérison?*

Voici la première réponse qu'on ait faite : l'intervention sera indiquée lorsque, par l'électricité, on n'obtiendra pas de résultat. Il faut reconnaître que la réponse ressemble étrangement à la demande, et pose, en d'autres termes, le même proverbe. Car ce qu'il faudra préciser, c'est le temps au bout duquel on jugera que l'électricité n'a pas réussi. Sera-ce après quinze jours, deux mois ou un an d'essais? Et cette limite n'est pas moins difficile à poser que l'autre, si nous remarquons qu'il nous faut la poser *précise*, sous peine de trop prolonger une expectative qui amènera l'incurabilité à l'opération elle-même (obs. XII).

Pasturaud, dans sa thèse, propose cette solution :

« Dans tous les cas présentant des complications manifestement sous la dépendance d'une altération profonde du nerf, entretenue par une irritation constante partie de la cicatrice, nous croyons qu'il sera toujours indiqué de faire disparaître cette cause d'irritation. »

Encore là, on change la donnée, mais le problème reste le même. Qui nous dira l'heure où nous nous trouverons en présence d'un cas « présentant des complications manifestement sous la dépendance d'une altération profonde du nerf » ?

Le Fort[1], de crainte d'arriver tard, voulait envoyer immédiatement son malade à la salle d'opération. « Il

[1] *Société de chirurgie*, 23 juillet 1882.

n'y a jamais aucun inconvénient à aller à la recherche du nerf » disait-il ; « plus tôt l'on agit et plus on aura le droit d'espérer la guérison ».

Comme nous avons des paralysies après fractures manifestement guéries par la seule électrothérapie, nous ne nous reconnaissons pas le droit d'imposer une opération — même à peu près innocente — lorsque nous pouvons espérer la guérison sans elle.

Mondan[1] cherchait à préciser :

« Quoi qu'il en soit, l'intervention doit être la règle, si les accidents, au lieu de diminuer, augmentent. »

Il restera seulement — et sera-ce facile? — à indiquer le moment où la paralysie aura augmenté au point d'être réfractaire aux moyens médicaux.

Nous trouvons, dans la thèse de Roulland, une indication importante :

« C'est sur la réaction électrique des muscles, même avant toute complication secondaire, que peut être basée la connaissance de l'étendue de la lésion et, par suite, le pronostic. »

Ainsi mis sur la voie, nous avons fait des recherches sur la possibilité de préciser, au moyen de l'exploration électrique, les indications opératoires. Nous n'avons d'ailleurs pas vouler baser une opinion sur notre si minime expérience, et ce qu'il y a de judicieux dans ce qui suit, nous le devons au savant et aimable spécialiste qu'est M. le Dr Destot.

Voici comment nous croyons, en face d'une paralysie radiale après fracture chez l'enfant, pouvoir tracer la ligne de conduite thérapeutique.

[1] *Revue de chirurgie*, 1884.

La paralysie est diagnostiquée ; on recourt immédiatement aux massages et à l'électricité. Mais celle-ci ne devra pas seulement remplir un rôle thérapeutique ; elle devra nous renseigner sur l'état des muscles paralysés.

Voici les données qu'elle fournira :

*a)* La réaction de dégénérescence n'existe absolument pas.

*b)* Elle est incomplète N F C = P F C.

*c)* Elle est entière N F C < P F C.

Dans les deux premiers cas, nous continuerons le traitement électrique d'expectative et bientôt nous pourrons porter un diagnostic ferme. Car, ou bien ce traitement aura donné une amélioration, et c'est la guérison assurée dans un avenir plus ou moins proche ; ou bien les muscles s'atrophient de plus en plus, aboutissant à la réaction de dégénérescence complète, et nous retombons dans le troisième cas.

Or, dans ce troisième cas — *existence de la réaction complète de dégénérescence* — il n'y a d'efficace qu'un seul traitement : *l'opération.*

« *Lorsque les muscles présentent entière la réaction de dégénérescence, il faut admettre que la paralysie sera durable*[1]. »

M. le Dr Destot pose en principe que *l'apparition de la réaction complète de dégénérescence implique absolument l'incurabilité par l'électricité seule.* Et c'est parce qu'il avait obtenu cette réaction chez les enfants des observations XII et XIII qu'il a incité M. le professeur Gangolphe à les opérer.

[1] *Traité des maladies de l'enfance*, Grancher, Comby, t. IV.

De fait, *il n'est pas d'exemple de paralysie, suite de fracture avec réaction de dégénérescence complète, ayant guéri sans opération.*

L'opération étant reconnue nécessaire, *comment la faire ?*

On incise la peau et les tissus sous-jacents au niveau de la fracture, et l'on recherche le nerf. On peut avoir — surtout lorsqu'on opère juste au-dessus de l'épiphyse inférieure de l'humérus — quelques difficultés à le trouver. On prend alors le point de repère indiqué par M. le professeur Gangolphe (obs. XIII) : les vaisseaux collatéraux externes, qui toujours se rencontrent facilement. Si le radial est engainé dans du tissu fibreux, on le dissèque délicatement, autant que possible avec un instrument mousse.

Trouvons-nous un fragment osseux exubérant, lequel, plus tard, déterminerait une inflammation nouvelle, il ne faut pas hésiter à faire le nivellement. Pour ce, on incise le périoste longitudinalement, à une certaine distance en avant de la saillie. Soigneusement, avec le détache-tendon, on le soulève ; puis on ébarbe la saillie osseuse à la cisaille ou au davier-gouge. Dans ces manœuvres, le chirurgien doit mettre toute son attention *à ne pas traumatiser le périoste*, car cette irritation pourrait devenir la cause de processus plastiques ostéogéniques amenant de nouveaux accidents et détruisant tout le bénéfice de l'intervention.

Si l'on se trouvait en face d'une *section nerveuse*, il faudrait agir, comme le recommandait M. le professeur

Ollier[1], il y a déjà quarante ans: « Si j'avais trouvé le nerf divisé, j'aurais recherché les deux bouts, je les aurais mis en contact immédiat en les maintenant par un fil passé à travers le tissu cellulaire voisin, et j'aurais attendu leur soudure et la régénération des tubes divisés. L'expérimentation et l'observation apprennent que la régénération est facile lorsqu'il y a contact. » C'est cette conduite qu'ont suivie, dans la suite, Vogt, Claus et Finotti (obs. VII, VIII, IX). On pourrait même, au besoin, comme le premier de ces trois chirurgiens, tenter une greffe nerveuse.

Si le *périoste était trop lésé*, devrait-on laisser le nerf à même cette plaie périostique qui, chez l'enfant, bourgeonne avec tant de facilité ? L'hypergénèse fibreuse, qui sûrement va se produire, a bien des chances, dans ce cas, de l'englober secondairement. D'autre part, avec Broca et Mouchet, « nous n'osons point conseiller, pour prévenir ces reproductions osseuses, de dépérioster l'os ». Aussi, ne serait-on pas autorisé à tenter l'interposition entre le nerf libéré et la plaie périostique d'une languette aponévrotique ou musculaire empruntée au voisinage?

Enfin, quelle que soit l'opération qu'on soit amené à faire, nous insistons sur la *rigoureuse asepsie* qu'on doit réaliser.

L'intervention chirurgicale vient d'être faite : est-ce que, sûrement, nous obtiendrons la guérison?

Ici, nous faisons remarquer que l'opération n'est

[1] Ollier, *Gazette médicale de Lyon* 1893. p. 539.

qu'une partie — essentielle dans ces cas, il est vrai — du traitement. En intervenant, le chirurgien n'a eu qu'un but : mettre le nerf en état de se régénérer. Pour continuer et parachever cette œuvre de guérison, il faudra des semaines, quelquefois des mois de soins assidus. Ce n'est pas nous, seulement, qui le disons ; c'est même le seul point sur lequel les auteurs soient d'accord :

« Après la libération, disent Broca et Mouchet, la sensibilité, si elle avait disparu, reparaît presque immédiatement ; la motricité, au contraire, peut exiger encore *des semaines de massage et d'électricité*. Cela dépend du degré de la lésion nerveuse. »

Très probablement, c'est parce que ce traitement consécutif a été négligé, que l'opération a échoué dans le cas relaté à l'obs. XII, et aussi, avouons-le, parce que l'opération a été faite trop tard.

Car il faut bien nous dire qu'il arrive un moment où le nerf, même libéré, ne pourra plus arriver à régénération. Seulement, alors que nous avons pu fixer une limite pour le moment où l'opération est indiquée, nous ne pouvons actuellement préciser le moment où l'intervention elle-même devient impuissante. Nous insistons d'autant plus pour qu'on n'hésite pas à recourir au bistouri dès que cette indication — que nous croyons absolue — se rencontrera : la réaction complète de dégénérescence.

En pratique, nous pouvons nous trouver devant un cas médicalement impossible à guérir et que nous ne pouvons opérer — soit que l'ancienneté de la lésion nous fasse juger l'intervention elle-même inutile, soit que les parents du petit malade ne veuillent pas entendre parler du bistouri — Même dans ce cas, devons-nous nous borner à faire des vœux pour que la nature, cette grande mystérieuse, accomplisse là un de ses miracles? Ne devons-nous pas plutôt chercher un palliatif à cette quasi-impotence d'un membre ? D'autant que ces palliatifs existent.

Nous ne parlerons pas ici des nombreux appareils orthopédiques imaginés pour les cas de paralysie radiale incurable, par Collin, Heusner, Hudson, etc. Nous dirons seulement quelques mots de celui très simple, employé par M. le professeur Gangolphe [1].

« Il se compose essentiellement d'une manchette de cuir prenant l'avant-bras et se laçant dans son milieu ; et de deux tiges d'acier latérales qui, au niveau de la paume de la main se réunissent, et se coudent de façon à porter la paume de la main en arrière.»

Cette extension permet aux fléchisseurs, impuissants quand la main se trouve en demi-flexion, d'entrer en jeu d'une manière effective et utile. Le malade pourra faire de son bras mille petits travaux : ce ne sera plus un mutilé, ce sera seulement un difforme.

[1] *Cf.* Gorisse, th. Lyon, 1895, p. 30.

## CONCLUSIONS

I. Les paralysies radiales, après fractures de l'humérus, sont très rares chez l'enfant : *treize observations*.

II. Ces paralysies sont généralement dues à l'*enclavement du nerf dans* du *tissu fibreux d'irritation* (**type infantile**), à sa tension sur une saillie angulaire, à sa section même, *jamais jusqu'à présent à son enclavement par le cal* (**type adulte**).

III. Les faits que nous rapportons ont trait à des enfants de (1) 11 ans, (2) 10 ans, (1) 9 ans, (2) 8 ans, (1) 7 ans. (2) 6 ans, (3) 5 ans. *Dans un seul cas* (observation de M. le professeur Gangolphe), *la fracture était d'origine obstétricale.*

IV. La plupart du temps il s'agit de fractures de l'extrémité inférieure de l'humérus par chute sur le coude.

V. Les signes de paralysie ont été observés tantôt immédiatement après l'accident, tantôt après la levée de l'appareil.

L'examen souvent incomplet, le fait qu'il s'agit d'enfants, nous empêche de conclure d'une façon absolue à l'existence des *deux variétés cliniques* de paralysies, que nous avons distinguées, *l'une immédiate*, *l'autre tardive*. Cette dernière serait due toujours à l'enclavement du nerf dans du tissu fibreux produit par suite de l'irritation des fragments osseux sous-jacents

VI. On doit toujours examiner l'état des nerfs et des vaisseaux dans les cas de fractures. Cette négligence peut être la source de récriminations justifiées de la part du patient ou de ses proches et, en tous cas, ne peut que nuire à l'efficacité du traitement.

Le pronostic dépend de la nature de la lésion et du traitement, ainsi que de l'époque où celui-ci est institué.

VII. *C'est l'exploration électrique qui doit servir de critérium thérapeutique.*

Si les muscles réagissent bien, ou s'ils ne présentent qu'une réaction partielle de dégénérescence, se contenter du traitement électrique.

*Mais toutes les fois qu'il y aura réaction complète de dégénérescence, il faudra opérer.*

VIII. En raison de l'âge des sujets, les manœuvres opératoires seront aussi prudentes que possible. Un décollement périostique exagéré pourrait produire une hyperostose, source de nouveaux accidents compromettant le succès de l'opération. Libérer le nerf de toute bride fibreuse et lui rendre sa mobilité sur les plans osseux, sous-jacents ; au besoin niveler délicatement ceux-ci, faire la suture nerveuse dans les cas de section complète, et surtout réaliser une asepsie rigoureuse, telles sont les indications principales.

---

# BIBLIOGRAPHIE

Avezou, Lésions nerveuses dans les fractures du membre supérieur (th. Paris, 1879).

Beaugrand, Lésions traumatiques des nerfs (th. Strasbourg, 1864).

Berger (P.), Bulletin de la Societé anatomique, 1871, p. 157.

Boularan, de la Compression des nerfs du membre supérieur à la suite des fractures (th. Paris, 1884).

Blum, Archives générales de médecine, 1888.

Broca et Mouchet, Complications nerveuses des fractures de l'extrémité inférieure de l'humérus (Revue de chirurgie, 1899, p. 701-745).

Budin, Paralysies obstétricales du membre supérieur (Bulletin médical, 1888, p. 319).

Carter, Paralysies obstétricales (th. Paris, 1893).

Claus, Centralblatt für Chirurgie, 30 septembre 1893, p 833.

Chapoy, Paralysie du nerf radial (th. Paris, 1874).

Cibert, th. Lyon, 1896-1897.

Comby, Société médicale des hôpitaux de Paris, 23 juin 1895.

Coulon, Fractures chez les enfants (th. Paris, 1861),

Cumston, Injuries of the nerves due to fractures, Pediatric N. Y. 1900, 265-270.

Dauchez, Paralysies obstétricales du membre supérieur (Annales de gynécologie, 1891, p. 194).

Depaul, Paralysie du bras chez un nouveau-né (Gazette des hôpitaux, 1807, p, 90).

Ducourneau, Lésions du fœtus dans la présentation pelvienne (th. Paris, 1876).

Erdmann, Paralysie traumatique des extrémités supérieures (Méd. Record 13 novembre 1897).

Erichsen, Paralysie of the musculo-spiral nerve in fracture of the humerus (the Lancet, 1er juillet 1871).

Finotti, Wiener medizinische Wochenschrift, 1893, p. 2046.

Fieux, Pathogénie des paralysies brachiales chez le nouveau-né (Annales gynécologie, 1897).

Franke, Opérations pour paralysies traumatiques du radial (Berliner clinische Wochenschrift, 1897).

Frère, Troubles nerveux par cals exubérants des membres supérieurs (th. Paris, 1897).

Gangolphe, Précis des opérations d'urgence (1900).

— Bulletin de la Société de chirurgie de Lyon, 1897-1898, nº 2, p. 27-30, p. 40.

Gorisse, th. Lyon, 1895.

Gosselin, Cliniques.

Guersaut, Gazette des hôpitaux de Paris, 1860, t. XXXIII, p. 289-345.

Guillemot, th. Paris, 1896.

Guyot, Accidents consécutifs aux fractures (Arch. générales de médecine, février 1836).

Halipré, Paralysies de l'enfant (Normandie médicale, 1er juin 1896).

Hamilton, Traité des fractures, 1883.

Helfond, Contribution à l'étude de la paralysie radiculaire (th. Paris, 1875).

Le Fort, Société de chirurgie, 26 juillet 1882.

Mallet, Etude sur les névralgies traumatiques (th. Paris, 1866).

Mondan, des Paralysies du nerf radial dues aux fractures de l'humérus (Revue de chirurgie, 1884, p. 196).

Mouchet, Fractures de l'extrémité inférieure de l'humérus (th. Paris, 1898-1899).

Nadaud, Paralysies obstétricales des nouveau-nés (th. Paris, 1872).

Ollier, Traité des résections.

— Paralysies suites de fractures. Traitement chirurgical (Gaz. médicale de Lyon, 1863, p. 539-542).

Paget, Surgical Patolhogie, vol. I, p. 42.

Pajot, Travaux d'obstétrique (Paris, 1882, p. 291).

Pasturaud, Cals douloureux (th. Paris, 1875).

Peters, Paralysies et pseudoparalysies du membre supérieur (traduit dans médecine scientifique, juillet 1894).

Raulin, Fractures incomplètes des enfants, 1876.

Rémy Neris, Paralysies du plexus brachial (th. Paris, 1891).

Rendu, Monoplégies brachiales,

— (Mercredi médical, 19 mars 1890 et Gazette des hôpitaux, juin 1890).

Reuillet, Paralysie du membre supérieur liées aux fractures de l'humérus (th. Paris, 1869).

Revue mensuelle de l'enfance, octobre 1892.

Roulland, Paralysie des nouveau-nés (th. Paris, 1887).

Seeligmuler, Ueber sympathicus affectionnen bei Verletzung des Plexus brachialis (Berl. klin. Woch., 1870, p. 313).

Snellie (trad. Préville), observations sur les accouchements.

Strauss, Paralysies après accouchements (Glasgow-medical journal, septembre 1888).

Saurel, Fracture des membres chez les petits enfants (Montpellier médical, 1862, p. 72-76).

Sick et Sunger, Archiv. für clinische Chirurgie LIV, p. 271.

Tranchant, Paralysie traumatique du nerf radial (th. Paris, 1873).

Tillaux, Des affections chirurgicales des nerfs (th. d'agrégation, 1866).

Terrillon, Contusions des nerfs au niveau du bras (Arch. de physiologie, 1877).

Traité d'accouchements de Ribemont-Dessaignes.

— des maladies de l'enfance (Grancher-Marfan).

— de chirurgie (Le Dentu-Delbet), t. IV, p. 8.

— des maladies des nerfs (Eulenbourg), 1878.

Trélat, Compression du radial par un cal vicieux (Assoc. franç. pour l'avanc. des sciences. S. de Lille, 1874).

Verneuil, Altérations locales des nerfs (Archives générales de médecine, 1861).

— Névralgies traumatiques secondaires précoces (Arch. génér. de médecine, novembre, décembre, 1874).

Weir Mitchell, Lésions des nerfs (trad. Dastre), 1874.



---

# TABLE





Lyon. - Imp. A. REY, 4, rue Gentil. — 25152

www.ingramcontent.com/pod-product-compliance
Ingram Content Group UK Ltd.
Pitfield, Milton Keynes, MK11 3LW, UK
UKHW020322220726
13923UKWH00003B/1312